Ernest Nana

Douleur de Femmes

Ernest Nana

Douleur de Femmes

La psychologie sur les rives de la poésie

Éditions Muse

Imprint

Cover image: www.ingimage.com

Publisher:
Éditions Muse
is a trademark of
Dodo Books Indian Ocean Ltd. and OmniScriptum S.R.L publishing group

120 High Road, East Finchley, London, N2 9ED, United Kingdom
Str. Armeneasca 28/1, office 1, Chisinau MD-2012, Republic of Moldova, Europe
Printed at: see last page
ISBN: 978-620-4-96400-3

MON STYLE

La poésie au style classique
Je l'ai connue dans un langage syllabique
Faite de belles voyelles, j'admirais chaque syllabe vocalique
Je me souviens de ses histoires héroïques
Qui par des vers formaient de belles mosaïques
Pour guérir et raviver des esprits asthéniques

Des phrases qui s'arrimaient à la métrique
Décrivant une histoire fatidique
Tragique ou homérique
Encore une fois l'histoire se raconte
Par ma plume je rallume et je conte
Des souvenirs douloureux qui s'articulent sans honte

Je dessine les pleurs d'un cœur
Qui pour avoir aimé a laissé une douleur
Celle de la dislocation du cœur
De la désunion du lien affectif
Qui emporte l'énergie investi vers le passif
Et dépouille l'élan d'amour de son principe actif

DOULEUR DE FEMMES

Femme de douleur

Femme au grand cœur

Femme connue pour son être affectif

Femme méconnue pour son esprit combatif

Retenue par les cieux pour donner naissance

Reconnue par plusieurs comme porteuse de jouissance

Douleur de femme

Douleur dans l'âme

Douleur de séparation qui laisse des frissons

Qui rend triste et attriste les émotions

Qui afflige et affaiblit nos femmes

Nos mères nos dames

Douleur de séparation qui laisse des froideurs

Qui ampute la beauté de l'amour et l'élan des cœurs

Donnant son amour jour après jour

Elle ne reçoit parfois rien en retour

Quelle vie inconvenable

Qui rend sa personne si méprisable

Il faut que ça change que les hommes se rangent

Les dames sont des anges et non des chaussettes qui se changent

Tendre femme

Je transmets tes récits par ma plume

Que les esprits lisant emphatisent

Et que les cœurs séduits par ces écrits compatissent

Belle dame qu'a ton endroit

Le chemin de la vie devient moins étroit

Que les hommes sachent qu'un cœur détruit

S'endors de moins en moins la nuit

Je suis un homme qui porte en cœur les douleurs d'une femme

Sans m'y confondre j'écris et raconte le vécu d'une dame

Je suis l'un de ces hommes

Qui par un récit de femme parle aux hommes

Vous lirez mes poèmes avec votre cœur

Pour un genre n'ayez aucune rancœur

Par ma plume je conte la vie d'une sœur

Dans sa peau ma plume allume le souvenir de son malheur

AU SOIR DE MON AMOUR

Au soir de mon amour

En pleine lumière du jour

Pour un homme mon cœur est ouvert

Je suis une femme au visage non couvert

Qui clame son amour sur des toits tel de l'orage

Pour le prouver au monde j'use de courage

Ma vie sentimentale je la proclame par de grands discours

Dans un palais à la cime d'une tour je n'attends plus de secours

Car mon prince charmant déjà présent agit avec adresse

Il me rend heureuse telle une princesse

Entre ses bras loin du célibat je m'en suis remise

De l'aimer à tout égard je m'en suis permise

Je le suivrais qu'importe où il ira s'il se peut

Je pourrais l'aimer bien plus que d'habitude s'il le veut

Je l'aime tellement malgré ses défauts masculins

Et il m'aime assurément malgré mes caprices féminins

Je ne prétends plus de solitude souffrir

Oui par des mots il sait me nourrir

Je suis heureuse d'être en couple

Je me sens leste et très souple

Oh que l'amour est si beau

Lorsqu'il vous procure du nouveau

J'aimerai tant avoir des ailles pour m'envoler

Aller vers la hauteur du ciel et laisser mon corps planer

CE JOUR LA

Couchée dans un lit magnifique

Je pensais à un baisé pacifique

Celui d'une romance sans égale

Dont toute sa vie on s'en régale

Dans un état effaré

Je dirais même presque égaré

Je vivais un amour de rêve

Celui dont on ne veut aucune trêve

Sur mon visage se dessinait un sourire inhabituel

Le sourire de l'amour virtuel

Oh oui j'étais amoureuse

Sans aucun doute j'étais heureuse

Le soleil commençait à briller

Et je continuais à scintiller

Ma montre trottait lentement

Sur ma couchette, je siestais paisiblement

Subitement mon téléphone sonna

C'était la mélodie de mon prince qui résonna

Oh mon Dieu il m'annonça ses adieux

Celui qui me rendait joyeuse me dit qu'il a trouvé mieux

Au fond de mes yeux se construisit un Jourdain judaïque

Elle fut détruite ma belle mosaïque

Mon amour m'annonçait qu'il se sépare de moi

Qu'il me quitte et s'en va loin de moi

Cette nouvelle m'était cruelle

Je la déniai et fis fie d'elle

Mais pas pour longtemps

Je pleurais et je riais de temps en temps
J'allais et je revenais sans arrêt
Pour une telle nouvelle mon cœur n'était pas prêt
Qui m'éloignera d'une telle réalité
Aussi brutale et de mauvaise qualité
Mon amour me trahit
La tristesse m'envahit
Je vivais un jour de deuil sans préalable
J'inspirais de l'air impénétrable

Je tremblais de la main et commençais à suffoquer
Je respirais en vain et mes poumons s'étaient bloquer
Je perdis connaissance et quitta le monde décevant
Mon esprit en profita d'un repos relevant
Sur un lit d'hôpital je repris connaissance
Une pensée trotta et s'imposa avec résonance
Celle d'une idée suicidaire
Mais un tel choix serait fuir et se taire
Sans jamais savoir pourquoi cette rupture
Ni ce qu'il en serait de ma vie future

DES MOTS D'ADIEUX

Les mots sont d'usage antagoniste
Ils égaillent et rendent aussi triste
Mon amour les avait utilisé pour me séduire
Et là ils se prononcent pour me détruire
Sa parole qui toujours était attendue
M'avait laissé dans une réalité bien confondue
Ces mots avaient brisé mes os
Et m'avait transpercé du dos
Ils avaient blessé mon âme
D'une profondeur de lame

Ses verbes étaient devenus des balles
Ils me perforaient comme des rafales
Quitter
Oublier
Partir
Ne pas revenir
Abandonner
Séparer
S'haïr
Trahir

Que dire de ses adverbes
Qui de la bouche enlevaient le verbe
Atrocement
Affreusement
Durement
Rudement
Férocement

Séparément

Dénigrement

Méchamment

Ses adjectifs faisaient tomber une chute de larme

Telle une arme sans charme au son qui alarme

Aliène

Vilaine

Sorcière

Vipère

Méchante

Epouvante

Vermine

Rapine

Voilà à quoi m'avait réduite

Des mots qui façonnaient ma vie détruite

Des mots qui jadis me caressaient et me consolaient

Des mots qui au soir me soutenaient et m'endormaient

Me rendaient si joyeuse

Si joviale et heureuse

Les voilà transformés à me diminuer

Équipés à me traumatiser et mépriser

JE RESSENS TON ABSENCE

Sans ta présence la vie est moins belle
En ton absence la vie est irréelle
Avec toi j'ai connu la valeur de l'or
Avec toi j'ai connu la valeur d'un trésor
Ce n'est pas que du diamant aux quarras important
Ce n'est pas que de l'argent aux chiffres imposant
Un trésor c'est aussi un être aimant
Toujours présent et jamais décevant

Sans toi tout devient obscur
Sans toi plus rien n'est sûr
Avec toi j'ai connu le vrai soleil
Avec une clarté sans nul autre pareil
Non ce soleil qui brille si haut pour les oiseaux
Non ce soleil qui chauffe au midi et brule nos peaux
Le vrai soleil habite les cœurs aimant
Sans être contraignant il est apaisant

Où es-tu mon petit cœur
Où as-tu mis mon bonheur
Mon amour revient moi vite
Mon amour à nouveau je t'invite
Reviens manger dans ton plat en inox
Reviens me faire des messages in box
Je t'attendrai malgré ton retard
Reviens moi il n'est pas tard

MA CHUTE

Sur son trône j'ai perdu ma place
Je vie une réelle disgrâce
Il m'a écarté du lieu où je m'allais placer
Sans préavis il m'a rejeté pour un bas quartier

Si seulement j'avais su
À ses fables je n'aurais jamais cru
N'aurais-je rien vu ?
Oh faucon si seulement j'empruntais vos yeux
N'aurais-je rien perçu ?
Oh croyants si j'avais pour repère vos dieux

Si d'un tel soupçon de séparation
Votre âme est prévenue
Si d'une seule révélation
La réalité qui adviendra vous est parvenue
Une disposition au moins pourrait être prise
Afin que vos désirs personne ne les brise

Si mes yeux percevaient l'avenir au moins
J'aurai vite quitté ce palais sans témoins
Si seulement j'avais amélioré ma vue
J'aurais évité ce venin qui me tue

DELESTAGE SENTIMENTAL

Il est douze heures
Ma vision est obscurcie par des pleures
Bien que le soleil brille
Plus rien pour moi ne scintille
C'est le pire qui m'arrive
Mon amour s'en va à la dérive
Je t'ai aimé belle destinée
Revient embellir ma journée

Je désir ne plus souffrir
Plutôt s'évanouir
Que de vivre ce délestage
Qui en pleine journée me sépare de l'éclairage
Pour moi le temps a cessé d'avancer
Le vent refuse de souffler
Seule ta présence bougera le temps
Seul ton baisé redonnera vie au vent du printemps

Rappel toi mon amour
Rappel toi de l'aveu du premier jour
Celui de ne jamais se quitter
Peu importe où la vie pourra nous mener
Je veux sortir de ce noir
Et de nouveau pouvoir te revoir
Mon amour retire moi de ta liste noire
Que je puisse à tes côtés achever mon histoire

J'AI MAL

A présent sur mon visage
On peut lire une vie de sauvage
Blessé à tort tel qu'un animal
La mort consomme mon souffle vital
Blessé au flanc
Je beigne toute seule dans mon sang
Ecartée d'heureuses prémices
Coupée de majestueux délices
Ma bonté cède place à la fureur
Les délices de l'amour se conjuguent en horreur
Que m'importe vu que je suis resté fidèle
Ma vertu n'est plus un modèle
Mon amour pour lui fut-il si réel ne peut être ignoré
Je l'ai aimé il fut mon adoré
Mais en retour
Sans aucun détour
Avec hargne il m'a conduite
Dans une suite
Aussi sombre que le milieu de la nuit
Suite des cœurs détruits
Laissant mon corps en ruine dans une tempête
Dans sa fuite aucun frein ne l'arrête

DE MA FENETRE

De ma fenêtre
J'ai regardé la hauteur du ciel descendre
De ma fenêtre
J'ai vu mon amour s'en aller en cendre
Comme l'année qui s'achève au mois de décembre
Je suis à bout de force à cause de la trahison
Mais je pense être forte de par ma religion
Mon cœur s'entorse aux jolis souvenirs de nos actions
Il faut que je m'en sorte sinon je ferai des commotions

De ma fenêtre
Je perds tous contact avec la réalité
De ma fenêtre
Je m'éloigne du réel qui devient de mauvaise qualité
Mon âme désespérée est alitée
Car il m'a jeté au tas
Celui des femmes au débarras
J'ai été pour lui un repas
Apprécié mais dont on n'y goute pas

De ma fenêtre
Je vois le soleil de mon amour qui s'endort
De ma fenêtre
Je suis un cheval désuet qui ne peut mâcher son mors
Oublié aux enclos je puise ma peine depuis lors
Je vie une grande tristesse
Celle d'avoir été prise pour une princesse
Celle d'avoir été mise dans une charrette
Et oublié après lui avoir conté fleurette

C'EST DUR DE S'Y FAIRE

Je peux comprendre qu'il m'a donné des soins superflus

Mais je ne peux comprendre qu'il ne m'accepte plus

Une injuste frayeur m'alarme peut-être

Lorsqu'un amour pour vous n'est plus ce qu'il devrait-être

Vous menez une vie de misère

Vous recevez des noms nouveaux que la vie vous confère

Le prodige amitié datant ne me réserve plus rien

Celui que je chérissais tant n'est plus mien

J'avais reçu de lui des présents

A présent je les trouve insultants

Ils irritent mon dépit

Je ne les accorde plus de crédit

Aussi loin où j'irai je vivrais son injure

Telle qu'une tache indélébile de mauvaise augure

SEMENCE STERILE

La pénombre noirceur de ma nature jaillit
Ai-je failli ou vieilli tel qu'un habit
Je purge une peine et mon cœur puise de la haine
Il m'appelait sa reine
Cet homme qui au petit matin sème dans mon jardin de l'amour froid et stérile
Et quand vient le soir me laisse en péril
Pour lui j'ai ouvert les vannes de mon cœur
C'était un beau chanteur un cadre supérieur
Qui a su me mettre en panne quand j'ai cru au bonheur
L'onde sur laquelle je me posais a transmis son dernier écho
C'est arrivé si tôt
Sans que ne l'annonce la météo
L'orage sentimental
Qui laisse des dégâts en faisant si mal
A détruit mon courage et je me sens très pâle
Je suis allongée dans ma chambre sur un lit d'hôpital
La fragilité de mon cœur sans stabilité s'est fait perfuser une fois que l'amour m'a quittée
Mon être perturbé ne pouvait s'empêcher de penser qu'il avait fugué pour une forêt enchantée
Qu'il m'avait quitté, qu'il s'en était séparé
Comme un linge enduit de mauvaise saleté
Dont on se débarrasse de peur d'être infecté

SON ABSENCE

Sans sa présence la vie est moins belle
En son absence la vie est irréelle
Avec lui j'ai connu la valeur de l'or
Celle d'un véritable trésor
Ce n'est pas que du diamant aux quarras important
Ce n'est pas que de l'argent aux chiffres imposant
Un trésor c'est aussi un être aimant
Toujours présent et jamais décevant
Mais le voilà absent
Rendant triste mon présent

Sans lui tout devient obscur
Sans lui plus rien n'est sûr
Avec lui j'ai connu le vrai soleil
D'une clarté sans nul autre pareil
Non ce soleil qui brille si haut pour les oiseaux
Non ce soleil qui chauffe au midi et brule nos peaux
Le vrai soleil habite le cœur aimant
Sans être contraignant il est apaisant
Mais le mien s'est obscurci
Laissant mon cœur noirci

A LA TOMBEE DE LA NUIT

A la tombée de la nuit
Lorsque les roses se préparent à se départir du gaz carbonique
Je suis une rose sans oxygène qui se meurt en suffoquant
A la tombée de la nuit
Lorsque les orchidées apprêtent l'éclosion de leurs pétales magnifiques
Je suis dévaluée pour avoir péché en aimant
A la tombée de la nuit
Lorsque les femmes sous la fatigue des travaux pensent à s'assoupir
Je suis une attristé au cœur brisé sous le poids d'un amour rêvé
A la tombée de la nuit
Lorsque les arbres se séparent des fruits mûrs pour ne plus s'alourdir
Je suis calciné et mes fruits sont tombés sans atteindre la maturité
A la tombée de la nuit
Lorsque les enfants dressent des couchettes pour fantasmer chacun son désir
C'est alors que je revis de pires souvenirs
A la tombée de la nuit
Mon être se dresse couché au fond d'un puits
Celui qui accueille les femmes les dames ayant connu une rupture masculine
Celui qui absorbe les productrices dont le lait s'est asséché je suis une alpine

UN SOMMEIL DESIRE

Quand arrive l'illustre Morphée
Chargé de désirs refoulés en journée
Mon être s'abandonne au sommeil
Ce sommeil tant convoité par les adeptes du somnifère
Se sommeil tant proclamé de Freud à notre ère
Qui à sa venue nous offre des rêves
Rêves devenu fèves et consommé sans trêves
Je déguste le rêve d'un nouveau réveil
Celui d'un amour robuste qui m'escorte
Celui d'un cœur en lustre de toute sorte
Je rêve d'un nouvel appartement
Dont je pourrais y demeurer à tout moment
Peu à peu je quitte cette souffrante réalité
Pour une vie de meilleure qualité
Je m'éloigne enfin du chagrin que l'amour me cause
Mon être sans éveil se satisfait du temps qu'il repose
En sommeil mon existence cesse de se contraindre
Las de cette réalité alarmante qui de toutes filles veut se faire craindre
S'endormir pour toujours chaque jour
M'éloigner du réel par un sommeil qui à l'éveil ne cède gère son tour
Mais hélas c'est juste un désir
J'ignore si le sommeil pourra revenir

UNE NUIT SANS SOMMEIL

Il est minuit et je veille
Ma vie n'est plus une merveille
Ce matin encore j'ignorais le réveil
Ma nuit est sans sommeil
Je ne cesse d'implorer le ciel
De m'offrir un peu de miel

Jamais je n'avais vécu une réalité pareille
J'aimerais que mon histoire ne soit pas réelle
Mon amertume me va de la tête à l'orteil
Il obscurcit la clarté de mon soleil
Et transforme mon regard en couleur d'oseille
Qui me délivrera de cette bouteille

Par des souvenirs il se prolonge mon éveil
J'ignore ce qu'est devenu le sommeil
J'en ai bu de ces boissons de passerelles
Pour le pays d'Alice, celui des merveilles
Qui agissent sur la cervelle
Sans rendre la réalité plus belle

LE JOUR SUIVANT DE MA RUPTURE

Le jour suivant ma rupture
J'ai fait des sutures à ma blessure
J'ai envisagé de nouveau le futur
Et j'ai voulu avoir un cœur dur

Espérant que tout ira bien
Mais à chaque quinzaine de minute du quotidien
Mes pensées allaient et revenaient faisant du bruit comme des trains
Dans mon cachot je refusais de tenir toutes mains

Sans repère ni intérêt je voyais le jour se lever tard
A la place de l'agneau je percevais un renard
Aimer était comme admirer le son d'un serpent à sonnette
Et le confondre à celui d'une trompette

Mon jugement était obscurci par ma déception passée
Ma vie de chaleur dans des glaciers s'était échouée
J'étais incapable de résister
A cette intensité de flamme embraser

J'avais perdu ma monture
J'en voulais à la nature
Mon cœur soumis à la torture avait reçu une morsure
Celle d'une rupture qui rendait mon être obscure

QU'IL S'EN AILLE

Qu'il s'en éloigne qu'il s'en aille
Sa flamme d'amour n'était qu'un feu de paille
Qu'il s'échappe qu'il parte
De sa trappe il faut que je m'écarte
Notre amour a vu la fin du jour
Tel le soleil qui tard le soir cède à la nuit son tour
Sans emporter son charme avec lui il a choisi partir
Faisant de son départ un pire souvenir
Il a éloigné de mon visage la douceur de ses mains
Et les bruits judicieux de ses baisés ont marqué leurs fins
Oh mon impuissance
Triste espérance
Alarmée et étonnée
Je ne peux qu'être consternée
Mon regard transporte une tristesse obscure
Indice d'une sorte de mauvaise aventure
Enveloppé par ses adieux
Mon cœur s'attriste fut-il amoureux
Pourrais-je me défendre
Ou encore me faire entendre
Pourrais-je sortir de ma pensée
Une histoire tant clamée
C'est dur d'oublier des caresses
De se débarrasser des tendresses
Qui absent vous laissaient en détresse
Et dresse en vous de la tristesse

J'ESSAYAIS DE RESISTER

J'essayais dans la détresse de résister
À cette angoisse qui ne cessait de persister
Je pensais m'en sortir
Mais c'était me mentir
Ma résistance était loin d'être magnifique
Mon éloquence n'était que satirique

Ma conscience était en ravage
Semblablement souriant était mon visage
Comme un tourbillon sur son passage
L'amour détruisait mon présage
Il arrachait ma fierté et me traitait telle qu'une fripouille
Il fallait être maudit pour subir une telle embrouille

Oh ma foi rend toi juge de cette aventure
Sur cette montagne de glace soit une couverture
Enveloppe-moi de cette épreuve
Qui fait de moi une sorte de veuve
Fait moi quitter ce deuil anormal
Et rendre ce vécu banal

La lune peut rendre le verdict de ma souffrance
Elle n'ignore aucun des moments de mon errance
Le soleil aussi peut témoigner en ma cause
Du fait qu'à son levé je prenais une pause
Pour éviter les railleries dont je pourrai faire face
Et surtout honorer mon genre, ma dignité ma race

LETTRE A MON PERE

Cher père je vous écris pour vous informer
D'une réalité qui ne cesse de m'alarmer
Bien qu'ayant gardé une sage conduite
Je fais l'objet d'une relation détruite
N'ai-je pas été par vous instruite
A toujours vous écouter sans jamais prendre la fuite
Père il m'a dit qu'il a trouvé mieux
Son amour s'est soustrait à mes yeux
Mon bien aimé s'en est allé par un chemin très connue
Celui d'un coup de fil dont l'attente n'est gère prévenue
Père je souffre et ce n'est point exprès
Je ne peux garder pour moi ces augustes secrets
Celui qui m'élevait aussi haut qu'une fortune
À présent me perçoit à titre d'importune
Père soutenez moi
Aidez-moi à garder la foi
À croire que les hommes ne se résument pas au mot ingrat
Que leurs phallus ne les érigent pas en maître d'Etat

LETTRE A MA MERE

Mère vers vous j'élève la voix
Tel le Christ à sa mère sur la croix
D'une situation qui sans doute va vous alarmer
Sans présomption il est bon de vous en parler
Loin de transposer en vous ma douleur
Je vous fais étalage de mon cœur
Mère mon cœur saigne
Tout en moi la tristesse règne
Aussi profonde qu'une dépression mélancolique
Ma vie s'écroule sur un sentier d'alcoolique
J'ai été un enfant à vos cotés
Bénéficiant des soins et instructions dont vous m'avez dotés
J'ai voulu reproduire vos conseils
Montrer combien ils sont sans pareils
Comment prendre soin d'un époux à confidence
Mais hélas entre nous il n'y a plus que distance
J'ignore si j'ai failli en offrant une occasion
Si cet amour en déchéance relève de mon action
Sans vouloir que je puisse me justifier
Il m'a rendu garant d'une culpabilité à clarifier
Je vous écris mère en toute liberté
Celle d'un enfant qui sait mal farder la vérité
J'ai l'impression qu'elle est détruite ma jeunesse
Et que mes souvenirs s'en ravivent sans cesse
Mère avec lui je n'ai su qu'obéir
Jamais mes actes ne furent pour le trahir
Je vous nomme comme magistrat
À ma cause laissez agir votre bras d'Etat

J'AVAIS RECU DES CONSEILS MATRIMONIAUX

Donne lui sans réserve ton cœur s'il est généreux disait ma mère

Reste fidèle et respectueuse affirmait mon père

Oh mes chers parents

Vos conseils sont riches pour tous enfants

Mais hélas il m'a prise pour une moins chère

Détruisant ma vie et mon repère

Mère il a agi contre moi

Père pourtant j'ai observé ta loi

J'ai gardé à son endroit une bonne conduite

Mais pour lui je suis moindre et non instruite

Oh mère qu'ai-je dis

Pour être exclus de ce paradis

Oh père qu'ai-je fait

Pour vivre un amour imparfait

Séparé d'une mère tel un enfant naissant

Mon amour s'en va vieillissant

L'AMBIVALENCE DE MON AMOUR

Dans le cours d'un amour florissant
Le genre au rôle culturel de tout puissant
Qui jusqu'alors éduqué à régner
A su me renverser
Je compte des bravos au rang de ses bienfaits
Ses mots si doux obstruaient juste ses méfaits
Cet homme aimé et apprécié
Est à présent détesté
Les meilleurs souvenirs sont à présent des marteaux
Au temps de rupture leurs douceurs deviennent des maux
Jadis contente de son ouvrage
Fut-il de mauvais témoignage
À présent c'est révolu
Ma colère sur lui est loin d'être résolu
Son crime est au rang d'un attentat
J'ai fait de lui un criminel d'état
Le genre pour qui je gardais un profond respect
Ne peut à présent faire un pas qui ne me soit suspect
J'aimerai quitter cette triste histoire à fait notoire
Donc la clarté d'un soir s'estompe pour une nuit noire
J'aimerai me taire
Mais je ne peux le faire

UN TEMPS DE REPIT

J'ai retrouvé quelques forces
La douleur quitte mon entorse
La vie est une école
Elle a son protocole
Protocole selon les stages et les âges
Que diraient mes parents façonne les sages
C'est l'école informelle
Où la douleur du cœur devient formelle

La vie nous donne des cours
A chacun son tours
Lorsqu'une douleur fait irruption
La conscience entre en ébullition
Un vif souvenir refait surface
Celui qui sans cesse agace
Rendant des rêves illusoires
Et des croyances dérisoires

On se demande ce qui nous arrive
On s'exclame parfois à voix vive
On piaffe au rythme d'un minuteur qui fait son tour
On vit et revit l'altération de l'amour
Bien que certains nous tendent la main
On traine à quitter les filets du dédain
Mais vient un petit matin
Un temps de répit nous saisit et nous offre un meilleur lendemain

BESOIN D'UNE NOUVELLE RENCONTRE

Le temps peut limiter mais ne peut détruire une volonté
L'amour peut perturber mais ne peut se défaire de sa belle réalité
Je ressens le désir d'avoir un nouveau compagnon
C'est aussi solide que des barreaux de prison
Le silence parle à ma conscience
Je l'entends avec aisance
Il me rappelle que sans amour je suis seule
Que sans amour ma société rira de ma gueule
Il me dit tout ce qu'il faut comprendre
Et entreprendre

Bien que ce monde soit quelques fois bizarre
Je dois sortir de mon sépulcre comme Lazare
Je suis privée d'amour et enivrée de solitude
J'aimerai rester seule en habitude
Mais mon corps pulsionnel me rappel ma nature
Je dois soigner ma parure
Me défaire de la douleur
Et me refaire un bonheur
Me laisser séduire
Sans me faire détruire

Ce que j'ai vécu ne définit pas ce que je suis
Mais ce que je suis c'est ce que je fais aujourd'hui
Je ne quitte pas la partie afin de gagner mon pari
C'est reparti
Désormais en tout anonymat
J'apprendrai à apprécier mon combat
Je vis et je lutte

Je brille et je chute

Tel un juste qui tombe et se relève

Très haut dans le ciel mon espoir s'élève

UNE NOUVELLE RENCONTRE

J'ai fait une nouvelle rencontre aussitôt
Dira-t-on c'est si tôt
Peu importe
Seul son charme m'importe
Il est si beau
Je pourrais le boire tel de l'eau
Il est élégant
Et très aimant
J'aimerai qu'il rattrape le temps perdu
Et qu'il renoue mon rêve rompu

UN DINER CONTROVERSE

Sur une terrasse il m'invite
Tout semble joli sur le site
Autour de moi l'amour gravite
La lueur des bougies m'incite
Des baisés j'en sollicite
L'odeur des parfums de roses m'enveloppe très vite
Je désir son touché et ses câlins mais je l'évite
Mon regard effaré le visite
Je crains une nouvelle histoire sans réussite
Je crains un nouvel amour rompu sans plébiscite
Loin d'un dîner magnifique un ruisseau de larmes s'invite
Mes blessures passées refont surface si vite
Un mouchoir m'est tendu sous forme de rite
De ce mouchoir j'en profite
Pour me libérer d'une histoire maudite
Mes larmes expriment ma douleur non dite
Je crains d'être traitée de nouveau comme une mite
Sans le lui dire je le prie de me ramener à mon gîte
Il me prie de face et me dit t'es ma pépite
Au pays des merveilles mon cœur se précipite
Dans ses bras très vite je m'abrite
Mais au lieu des câlins je ressens du granite
Ses mots doux résonnent tel un bruit de marmite
Je commence à ressentir des symptômes de méningite
Alors très vite et à pas de course je le quitte
Je retourne sur mes pas au lieu où j'habite
Je refuse de céder aux hommes si vite
Vaudrait mieux les quitter que rester et être hypocrite

MON DEDAIN MASCULIN

Suite à mon amour en déclin
Pour le genre masculin
Je ressens du dédain

Les hommes sont décevants
Ils s'en tapent des
S'exprime par mon ton
C'est le cas chaque matin
Bien qu'il m'aime dira-t-on
Malheur à lui s'il se montre ingrat
Car si j'essuie de nouveaux dédains
S'il me traite en dîner de soupe au rat
Je l'humilierai de mes propres mains
Ma vengeance égalera mon amour
Sans réel état d'âme préalable
Je le lui dirai bien un jour
Tu es méprisable

Car les hommes
Ils disent vous aimer
Vous traitent en jardin comme des pommes
Et quand vous y croyez ils vous offrent un souvenir amer

NE M'EN VEUX PAS

Ne m'en veux pas si ton sourire n'est pas perçu
Si ton effort n'est pas à sa juste valeur reçu
Si je te dis oui pour me débarrasser
Je crains de me revoir embarrasser
Ne m'en veux pas si ma véracité paraît sans sincérité
Si mes mots balourds incarnent souvent des marteaux
Si mes propos sont des maux très lourds sur ton dos

Ne m'en veux pas si je dévalorise tes œuvres par des ironies
Si je refuse de prêter l'oreille à tes belles symphonies
Ne m'en veux pas si face à toi je prends souvent la fuite
Mes pensées me rappellent ma ruine et cela m'affecte de suite
La pénombre de ma blessure m'entoure entache mon ombre
Mon histoire est sombre et des coups bas j'ignore le nombre

Ne m'en veux pas si la crainte m'anime
Je préserve juste ce qui me reste d'intime
J'ai peur de m'y faire et de nouveau être défaite
Je crains de revivre une relation imparfaite
Qui se laissera conjuguer après quelques temps à l'imparfait
Bien que rien ne soit tenu dans ce monde pour parfait

JE L'AI QUITTE

Quand je pense au rythme de sa cadence
C'est loin d'être celui de ma danse
Je l'aime mais il est trop juste
Pour que je fasse souffrir son esprit si robuste
Il m'est vraiment différent
Au genre masculin je doute qu'il y soit afférent
Mon regard stéréotypé
Devenu en fait constipé
Refusait de voir l'être
Il se limitait au paraître
Sans jamais explorer son réel
A toujours observer mon passé irréel
J'ai fini par le quitter
Quand je pense à sa décence
C'est une porte qui s'ouvre sur mon silence
Je l'aime mais je l'ignore
Qui est cet homme pieux
Pour moi il mérite mieux
Ma parure extérieure
Est loin de sa réalité intérieure
Autant le quitter
Que mon fardeau lui faire porter

MA PROJECTION

Que vois-je dans la rue
Des hommes éloquents dont la sensibilité du cœur est perdue
Des femmes belles au maquillage couvant des visages déchus
Oh ces femmes élégantes témoins assidus
Des blessures nuptiales depuis la nuit des temps
Des déceptions qui assèchent tel le printemps

Que vois-je dans les servitudes
Des hommes dont le langage trompeur reste une habitude
Oh ces femmes stratèges au cœur devenu rude
Femmes armées de nouvelles attitudes
De milles promesses non tenu
Vous en êtes retenu

Mon regard perçoit de belles perles outragées
Bien que sincères elles restent avisées
N'éprouvant plus de regret
Seul prime l'intérêt
D'une voix suppliante
Elles résistent à l'épouvante

Mon regard témoigne ma misère
Ce que je perçois chez autrui n'est point sincère
C'est juste mes pensées
Mes émotions attristées
Que j'attribue aux autres
Des sentiments méconnus propre à l'autre

AVEC DES AMIES

Entre filles on traine des histoires
Des histoires d'amour aux faits notoires
Devrais-je exposer mes peines
Au milieu de cette meute de reines
Laisser paraître mon chagrin
Et attendre qu'elles agissent comme le génie d'Aladin
Que dira ma meilleure amie qui s'enjaille
Elle conte son parcours d'amour à l'écoute sans faille
J'aimerais faire pareil
Porter un masque de soleil
Et raconter une histoire au prince charmant
Qui me conduit vers la cité céleste située au firmament
Mais c'est pratiquement impossible
Ma peine est tellement visible
Je ne peux me réfugier encore longtemps
Mon attitude marque la fin de leurs printemps
Toutes se retournent vers moi
Oh ma foi
Ma tristesse est partagée
Telle une boisson d'Afrique à saveur sucrée
Mon récit produit une colère active
Ma peine est désormais collective

DANS MA TÊTE

Dans ma tête il y'a une gamine qui vit enchainé
Par une histoire d'amour qui l'a rendu désespéré
Dans une sombre chambre aux stères de solitude intense
Elle y dresse sa résidence
Derrière ces murs, elle connait le chagrin
Elle maîtrise ses contours et l'épelle si bien
Et autant que le temps passe inexorablement
Son espoir s'endort désespérément
Sa peine la repousse jusqu'au bord de l'asphyxie
Considérablement triste elle semble être condamnée à vie
Son cœur enchainé craint le changement
Et sa volonté affaiblie périt lentement

Dans ma tête il y'a une femme qui vit
Sans vraiment sourire elle demeure jolie
Sur une vaste aire de sphères inconnues
Elle y dresse des limites méconnues

QUE FAIRE

Faut-il évoluer ou rester scotcher à ma vie passée
Sortir de cette cage solitaire qui aliène ma pensée
Faut-il en rire ou en pleurer
D'avoir aimé à s'égarer

Faut-il se relever ou resté renfermée
Se recroqueviller dans sa bulle hermétiquement fermée
Faut-il en secouer la tête pour refuser
Ou la hocher pour affirmer

Faut-il avancer ou déprimer
Seule cette rime peut révéler
L'absente présence d'une fierté
Quiconque l'a vécu peut m'écouter avec gaité

BESOIN D'AIDE

Je réclame de l'aide
J'aimerais clamer mon besoin d'entraide
Avoir des réponses à ma séparation
Devoir quitter cette lourde punition
Mon intelligence en feu ne peut m'aider
Toute seule je ne peux y arriver
Une suggestion amicale ou familiale j'en ai reçue
Mais au lieu de m'affranchir j'en suis déçue
Ils ne me correspondent pas
Ces conseils triés au tas
Ma vie devenue antipathique
Recherche une attitude empathique
Je formule ma demande
En illustrant ma réprimande
Réprimande d'un homme en qui j'ai cru
Oh si j'avais su
J'aimerais être à l'aise
Exprimer sans relâche mon malaise
Clarifier ma vie d'embrouille
Et sortir de cet enclos en rouille
Mais c'est dur de se lancer
Toute seule je ne peux me ressourcer
Ma conseillère n'a plus de repère
Elle n'a guère psychologie pour filière
D'un professionnel j'en ai besoin
Au style maternel il saura me donner du soin
Au style freudien il saura me comprendre
Au rythme de Rogers il pourra m'entendre

CHEZ LE PSY

Chez cet homme j'ai une seule envie
Lui faire part de ma vie
Je ressens un grand besoin de communiquer
Mon passé mon présent mon futur je veux raconter
Je suis à terme de ma souffrance
J'aimerai l'évacuer et retrouver mon élégance mon attirance
Mon âme malade refuse de prendre la fuite
Mes pas se hâtent vers le Proverbes douze versets dix-huit
A cet homme je veux tout dire
Loin de lui présenter uniquement mon Moi social qui au premier regard se fait lire
J'aimerai également mettre en lumière mes profondeurs
Mon réel Moi qui se cache sous roche dure et n'est certes pas sans odeurs
J'aimerais me faire comprendre
Et en charge me faire prendre
Toute seule je ne le peux
De l'aide j'en veux

MA NEGATION

Pourquoi aurais-je besoin d'aide
Pourquoi de l'entraide
Ma situation est-elle aussi grave
Devrais-je éviter qu'elle ne s'aggrave
Je ferais bien d'ignorer l'objet de ma plainte
Quitter ce monde angoissant pour une vie sans crainte
Oui juste oublier
Eradiquer nier
Ignorer
Ou simplement s'en passer
Comme si cette déchéance n'était jamais arrivée
Ne s'était jamais réalisée
Bien que ma dérision refasse surface
Il faut que je l'efface
Telle qu'une mauvaise ligne sur une ardoise
Croire à tous prix que ma relation est courtoise
Je refuse cette identité de fille délaissée
De femme abandonnée
Je ne peux m'y plaire
De mon angoisse je n'ignore point le dépositaire
Je devrais dignement nier cette réalité sans charme
Qui simplement me laisse frustré et sans cesse m'alarme
Que faire pour m'y soustraire
Oh Surmoi laisse toi taire
Cède ta place aux idées castratrices
Qui sauront m'extirper ces destructrices

RELATION D'AIDE

Dans une souffrance réelle
J'appelle
A mes pieds se dresse une foi qui chancelle
Qui détient la passerelle
Est-ce le médecin à la maitrise somatique
Ai-je besoin d'une approche pharmacologique
Est-ce le ministre de culte au charme spirituel
Dont la grâce divine apaise le cœur par un acte rituel
Est-ce un psychologue pour qui le psychique n'est plus un secret
Mon choix devrait se porter avec respect
L'un ou l'autre pourra me tenir la main
L'un et l'autre pourront me conduire vers un meilleur lendemain
Du tact j'en ai besoin
Faire un choix ou des choix avec grand soin
Vers la rencontre d'un homme sage je recherche sa maison
Homme qui par le langage procure guérison
Oh aimable conseiller de bonne qualité
Contrairement à ce qu'indique ton nom tu restes l'aidant approprié
Tout comme Socrate fait accoucher mon âme
Relève-moi de ma souffrance de pauvre dame
Guéri mon être au pouvoir des mots
Et éloigne de mes veines tous futurs caillots

MON CONSEILLER

D'une écoute aussi vitale
S'entrevoie une présence loyale
Sans se laisser distraire
Il sait se taire
À écouter il n'a d'oreilles que pour moi
Quel professionnel à la maitrise de son emploi
Il m'écoute tel que je désire
Il me comprend sans me contredire
Mes propos sont bien entendus
Et mes mots dans leurs performances sont bien reçus
Enfin je suis comprise
Sur son visage aucun semblant ne frise
Sans jugement il m'écoute
A présent je peux m'ouvrir j'en ai aucun doute
Je me laisse donc balader vers mon abominable passé
Je traverse ses allées et sa misérable réalité
Main dans la main nous parcourons des zones de fixations
Ce qui quelques fois produit des abréactions
Sur le chemin chaque nœud est défait
Et mon histoire est vécue à l'imparfait

TRANSFERT

Qui est cet homme à l'écoute sans failles
Dont la présence remue mes entrailles
Il réveil en moi du souvenir
Celui d'un homme aimé qui avait su me tenir
Qui est cet homme dont l'attitude réconforte
Dont l'empathie si charmante emporte
Tel mon prince il m'égaie
Avec lui je désir entrer en essaie
A son endroit j'éprouve des sentiments positifs
L'embrasser est mon désir mais il me faut des motifs
Je me lance à sa cadence
Oh ma décence
Très vite il m'arrête
Il me parle et je m'y prête
Vos sentiments à présent dit-il ne sont que reflet du passé
Oh ma foi mon visage devint plissé
Par ses émotions trompeuses dit-il ne vous laissez pas séduire
Cela pourrait vous affecter au point de vous détruire
Si vous ne vous retenez notre cure pourra cesser
Sur ma personne vous vous fixez très chère faut-il vous référer
Sur moi ses mots ont un pouvoir
Celui de me ramener vers mon devoir
Par mon regard je le menace
Mais très vite ils s'écroulent ces piliers soutenant mon audace
J'écoute ses propos et j'ose les approuver
Ces sentiments mal orientés je m'efforce à les braver
Reprenant confiance j'expose mon âme toute nue
Si tôt que mon malheur me ramène à sa vue
À présent son aide peut progresser
Je me sens rassuré et désire de cette douleur m'extirper

DES SOINS

Pour toutes les personnes qui éprouvent de la peine
Peine induite pour avoir été traitées un jour comme une reine
Et délaissées au lendemain tel qu'une habitation d'Afrique à rumeur de malédiction
Peine de séparation sans motif laissant au passage une perte d'affection
Par ma rime je vous transmets des soins
Par ma plume lisez-les au moins
Je sais que je n'ai pas de prothèses pour remplacer un cœur brisé
Encore moins de remèdes pour soulager un destin blessé
Il faudrait tellement de temps pour qu'il puisse cicatriser
Pour qu'il puisse se réparer

Je sais que l'amour peut rendre triste
Lorsqu'on est une dame de plus sur une liste
Liste d'homme qui sans scrupule
Se fait une collection
Les êtres ne sont pas les mêmes
Il y'en a quand ils aiment c'est de la joie qu'ils trainent
Je n'ai peut-être pas eu les mots pour exprimer la puissance de ma douleur, de ta douleur
Ma plume devient flasque pour traduire des réalités vécues
Mais ma rime compatit à ce qui a été nos malheurs
Bien qu'elle soit plate je la pose sur vos épaules
Espérant juste qu'elle puisse jouer un petit rôle
Soulager nos peines et alléger vos cœurs qui saignent
J'espère que ce n'est pas rien
Femme tu as en toi la puissance du bien

MIX
Papier aus verantwortungsvollen Quellen
Paper from responsible sources
FSC® C105338

Printed by Books on Demand GmbH, Norderstedt / Germany